Antworten für Impfgegner

Teil 1 - "Funktionieren Impfstoffe?"

Dr. Rivelino Montenegro

Wenn Sie ein gedrucktes Exemplar dieses Buches wünschen, können Sie es bei Amazon bestellen:

https://www.amazon.com/~/e/B00FCRGAIC

Twitter: @DrRivelino

Mai 2021

Inhalt

Funktionieren Impfstoffe?

Die Wissenschaft entwickelt sich ständig weiter. Was gestern Wahrheit war, ist heute schon wieder überholt. Wie Sir Arthur Lewis sagte: "Die Wissenschaft wirft ihre alte Haut ab, während sie wächst." Dies zeigt sich in der Medizin noch deutlicher. Es gibt Unmengen verworfener Theorien und überholter Behandlungsmethoden. Allerdings existieren heute tausende von Methoden und Erkenntnisse in der Medizin, die kristallklar und wissenschaftlich belegbar sind! Eine davon ist die Immunisierung und die Überzeugung, dass diese funktioniert.

In Ländern mit einer hohen Abdeckung durch Impfprogramme sind viele der Krankheiten, die zuvor für die Mehrzahl der Todesfälle bei Kindern verantwortlich waren, im Wesentlichen verschwunden.[1]

Die Weltgesundheitsorganisation (WHO) schätzt, dass durch aktuelle Impfprogramme jährlich zwei bis drei Millionen Menschenleben gerettet werden. Dadurch tragen die Programme zu einer deutlichen Verringerung der Sterblichkeit von Kindern unter 5 Jahren von weltweit 93Todesfällen pro 1.000 Lebendgeburten im Jahr 1990 auf 39Todesfälle pro 1.000 Lebendgeburten im Jahr 2018 bei.[2]

Neben der Verringerung um zwei bis drei Millionen Todesfälle pro Jahr bewahren Impfungen weitere Millionen von Menschen vor den Beeinträchtigungen in der Folge von Infektionskrankheiten. Menschen leben länger und leiden weniger unter den problematischen Folgen von Polio, Diphtherie, Pocken und vielen anderen Infektionskrankheiten, die viele Menschen unter anderem blind, gelähmt und mit lebenslangen Atemproblemen zurück lassen.

Impfstoffe existieren, um Problemen vorzubeugen. Sie wirken, indem sie in unseren Körper eindringen und unser Immunsystem wissen lassen, wie ein Feind aussieht. Es ist etwa so, als würde Ihnen jemand mitteilen, dass jederzeit ein Einbrecher bei Ihnen eindringen kann. Der Impfstoff zeigt Ihnen ein Bild dieses Einbrechers. Dieses Bild kann ein abgeschwächtes Virus oder Bakterium darstellen. In den modernsten Impfstoffen kann es ein Teil des genetischen Codes sein, der ein bestimmtes Merkmal dieses „Einbrechers" kennzeichnet. Ihr Körper wird dann, basierend auf diesen Informationen, eine hochspezialisierte Armee zusammenstellen, um genau diesen Eindringling zu bekämpfen, wann immer er auftaucht. So funktionieren Impfstoffe auf den Punkt gebracht.

Für die meisten Menschen besteht kein Zweifel daran, dass wir heute aufgrund von Impfstoffen ein viel einfacheres Leben haben. Für die meisten Menschen, allerdings nicht für alle.

Es gibt über 31 Millionen Menschen, die Impfgegner-Gruppen auf Facebook folgen, und 17 Millionen Menschen, die ähnliche Konten auf YouTube abonniert haben.[3]

Die Gruppe der sogenannten Impfgegner ist in der Vergangenheit stark angewachsen, insbesondere aufgrund von Fehlinformationen, die in den sozialen Medien verbreitet werden. Dieser Trend hat sich während der COVID-19-Pandemie dramatisch verstärkt.

In einer weiteren Umfrage wurde festgestellt, dass, während acht von zehn Menschen weltweit (79%) angaben, dass Impfungen sicher sind und neun von zehn angaben, dass ihre eigenen Kinder geimpft wurden, Europäer mit höherem Einkommen weniger Vertrauen in Impfstoffe haben als Menschen in den ärmsten Ländern Afrikas.[4]

Der Zusammenhang ist leicht zu verstehen, wenn man sich klar macht, dass die meisten Menschen in reichen Ländern heute die Folgen der vielen Krankheiten, gegen die sie geimpft wurden, nicht erlebt haben oder in einem Gebiet leben, in dem ein viel geringeres Infektionsrisiko besteht, weil der größte Teil der Bevölkerung bereits geimpft ist. Wenn eine Person nie ein Kind gesehen hat, das an den Folgen von Polio oder Pocken leidet, ist es schwierig, die Bedeutung der Impfung zu begreifen. Diese Menschen sind Opfer ihres eigenen Erfolgs.

Die Bewegung der Impfgegner ist nicht neu. Sie begann bereits in der Geschichte mit der Entdeckung und Entwicklung von Impfstoffen.

Das Bild unten von James Gillray, einem britischen Karikaturisten, zeigt eine Kritik an dem Pocken-Impfstoff aus dem Jahr 1802.

The Cow-Pock — or — the Wonderful Effects of the New Inoculation! — Vide. the Publications of ye Anti-Vaccine Society

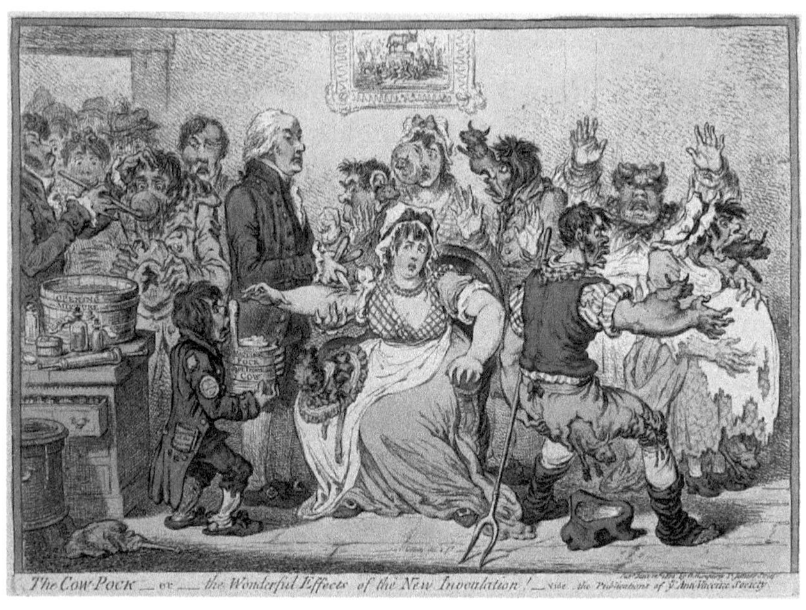

Wie Sie oben sehen können, versucht das Bild, Menschen abzuschrecken, indem es sie glauben

lässt, dass Teile von Kühen in den Körpern derer wachsen, die geimpft sind.

Seit dieser Zeit hält diese Art von Desinformation an. Während der COVID-19-Pandemie wurden beispielsweise hunderte von abschreckenden Videos, Tonaufnahmen und Texten über soziale Medien geteilt, in denen behauptet wird, dass mRNA-basierte Impfstoffe die DNA der Geimpften verändern. Obwohl mRNA-Impfstoffe seit Jahrzehnten gegen Krebs getestet werden und bisher kein einziger Fall eines Patienten mit einer veränderten DNA aufgetreten ist, besteht die Angst immer noch.

Eine andere verbreitete Verschwörungstheorie besagt, dass die Befürworter der Impfung versuchen, die Weltbevölkerung zu reduzieren. Diese Theorie ist unter denen verbreitet, die glauben, dass AIDS durch Impfstoffe und nicht durch das HIV-Virus verursacht wurde.[5] Auch diese Art der Verschwörungstheorie ist nicht neu. Die amerikanische Autorin Eleanor McBean (1905-1989) schrieb viele Bücher, in denen sie Impfstoffe für viele Arten von Problemen verantwortlich macht, darunter auch für Krebs und die spanische Grippe (1918).[6]

Wenn die Befürworter von Impfstoffen versuchten, die Bevölkerung durch Impfungen zu reduzieren, dann sind sie kläglich gescheitert.

Denn die Weltbevölkerung ist von 1,8 Milliarden Menschen im Jahr 1918 auf 7,8 Milliarden Menschen im Jahr 2020 angewachsen, obwohl fast 90% aller Kinder auf der Welt geimpft wurden.

Die Behauptungen, die wir heute gegen Impfstoffe lesen, sind nichts anderes als wiederverwendete, alte und falsche Behauptungen.

Nachfolgend sehen Sie die wichtigsten Behauptungen der Impfgegner gegen Impfungen wie sie in einer interessanten Untersuchung von C. Meyer und S. Reiter vom Robert Koch-Institut in Berlin zusammengestellt sind. [7]

https://edoc.rki.de/bitstream/handle/176904/1107/28JbRK3BEjyd.pdf?sequence=1&isAllowed=y

Impfungen sind nicht erforderlich

• Der epidemische Verlauf von Infektionskrankheiten begrenzend sich selbst.

• Die Verbesserung der Hygiene- und Lebensstandards haben zum Rückgang der Infektionskrankheiten geführt.

• Der Nachweis über die Existenz von Viren fehlt.

• Die Erreger lösen keine Erkrankung aus.

- Impfungen sind wirkungslos, da Geimpfte erkranken.

Impfungen sind schädlich

- Sie überfordern, stressen, schwächen das Immunsystem.
- Sie sind für das Auftreten oder die Zunahme anderer, auch chronischer Erkrankungen verantwortlich (u. a. AIDS, Autismus, Diabetes, Krebs, multiple Sklerose, plötzlicher Kindstod usw.).
- Geimpfte erkranken oder sterben häufiger als nicht Geimpfte.
- Sie nehmen dem Organismus die Chance zur natürlichen Auseinandersetzung mit der Erkrankung.
- Die natürliche Auseinandersetzung fördert die persönliche Entwicklung.
- Die Immunität nach Impfung ist geringer als nach Erkrankung.
- Die in Impfungen enthaltenen Konservierungsmittel schädigen den Organismus.
- Reaktivierung verschiedenster Erkrankungen durch Lebendimpfungen sind möglich.

- Bei der Impfstoffherstellung kommt es zu Verunreinigungen, die für Erkrankungen wie BSE und AIDS verantwortlich sind.
- Impfungen stören die „gesunde Einheit des Individuums".
- Virale Impfstoffe verändern das Erbgut.
- Der Gesamtnutzen von Impfungen ist nicht erwiesen. Impfungen verringern nicht die Gesamtlast an Gesundheitsschädigungen.
- Die Verhältnismäßigkeit von Nutzen und Schaden ist nicht bewiesen.

Impfungen dienen anderen Interessen

- Sie sind ausschließlich vom Interesse der Pharmaindustrie gesteuert.
- Sie werden gegen Andersdenkende eingesetzt.

Der Zweck dieses kurzen Buches ist es, einen der berühmtesten Irrtümer von Impfgegnern zu entlarven: "Impfstoffe funktionieren nicht!" Deshalb soll die Frage beantwortet werden: "Funktionieren Impfstoffe?"

Ich werde weitere Texte veröffentlichen, die andere Behauptungen entlarven, wie zum Beispiel "Impfstoffe verursachen Autismus" oder "Es geht nur um Geld!"

Daher liegt mein Fokus hier darauf, die unter Impfgegnern verbreitete Überzeugung zu widerlegen, dass Impfstoffe nicht wirken oder unnötig sind.

Wie soll das gehen? Es gibt eine interessante Studie, die zeigt, dass Empathie wirksamer ist als Daten, um Impfgegner vom Nutzen von Impfstoffen zu überzeugen.[8]

Ich könnte die Seiten dieses Buches mit Bildern von Kindern füllen, die an Pocken leiden, wie zum Beispiel diesem:

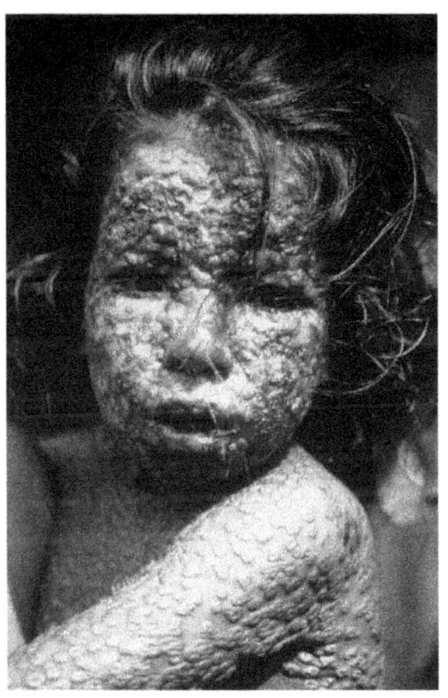

https://en.wikipedia.org/wiki/Smallpox

(Kind mit Pocken in Bangladesch 1973).

Ich könnte auch die Leser bitten, das Video unten anzuschauen, in dem ein berühmter Skateboarder aus Brasilien, Og de Souza, über seine durch Poliomyelitis verursachte Lähmung spricht.

https://www.youtube.com/watch?v=qNWtdYNCKMs

Als Wissenschaftler muss ich jedoch Daten, wissenschaftliche Methoden und logisches Denken verwenden, um mich verständlich zu machen, anstatt lediglich traurige Geschichten zu erzählen und Bilder von Menschen zu teilen, die krank wurden, weil sie es versäumt haben, sich immunisieren zu lassen. Daher habe ich mich für eine Methode entschieden, die immer noch auf Daten und Wissenschaft basiert. Wie Sie vielleicht gehört oder gelesen haben, akzeptieren die meisten Impfgegner keine offiziellen Daten, da sie behaupten: "Sie können der Regierung nicht vertrauen!" Impfgegner vertrauen nur dann staatlichen oder wissenschaftlichen Quellen, wenn die Daten ihre Ansichten stützen.

Daher besteht meine einzige Möglichkeit darin, die eigenen Daten der Impfgegner zu betrachten und sie mit historischen Dokumenten abzugleichen, damit Sie als Leser und die Gruppe der Impfgegner sehen können, wo die Wahrheit liegt.

Ein guter Freund von mir, der gegen Impfstoffe ist, hat mir einige „offizielle" Grafiken aus der

Impfgegner-Literatur zukommen lassen, um mich davon zu überzeugen, dass Impfstoffe überhaupt nicht wirken.

Diese Grafiken bilden die Grundlage für meine Diskussion in diesem Buch.

Die folgenden Grafiken sollen zeigen, dass die Anzahl der Todes- oder Krankheitsfälle bei Einführung der Impfstoffe bereits gering war und die Bevölkerung daher glaubte, die Impfstoffe seien die „Wohltäter", obwohl die Impfstoffe eigentlich gar keinen Anteil an der Reduktion der Fälle hatten.

Beginnen wir mit diesem interessanten Thema. Ich muss Ihnen sagen, dass es viel Arbeit war, aber auch viel Spaß gemacht hat, in historische Dokumente einzutauchen und zu erkennen, welchen erstaunlich Weg die Entwicklung von Impfstoffen genommen hat. Ich lade Sie nun ein, mich auf dieser Reise zu begleiten.

Die folgenden Grafiken stammen aus den Präsentationen und Büchern von Hans U.P. Tolzin, einem deutschen Journalisten und bekannten Impfgegner, der viele Bücher gegen Impfstoffe geschrieben hat. Er ist der Besitzer des Tolzin-Verlags.

Kapitel 1 - Diphtherie in Deutschland

Die erste Grafik, die ich mir angesehen habe, ist unten dargestellt und zeigt die Anzahl der Diphtherie-bedingten Todesfälle auf deutschem Gebiet zwischen 1906 und 1933.

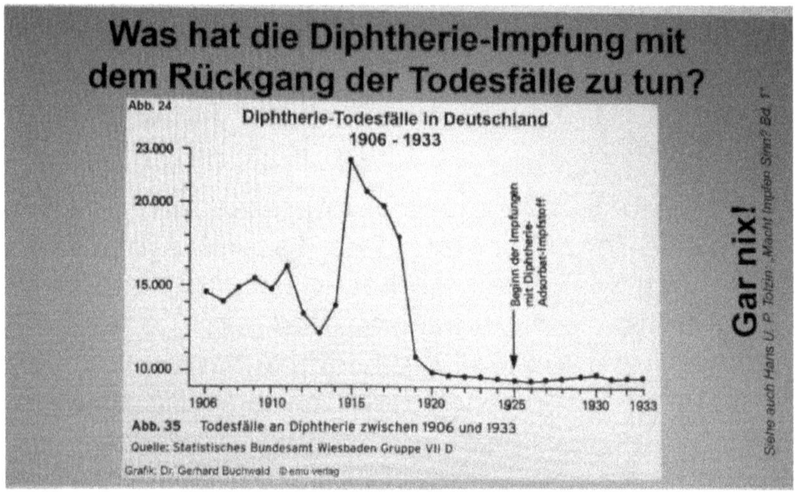

Schauen wir uns die Grafik an. Bitte ignorieren Sie die Zunahme der Todesfälle zwischen 1914 und 1919. Es war die Zeit des Ersten Weltkriegs. Und in Deutschland herrschte Chaos.

Wie Sie sehen, waren die Zahlen bereits um 1920 auf dem Tiefststand und damit nicht erst als der Impfstoff eingeführt wurde im Jahr 1925.

Ich habe die deutschen Datenbanken persönlich überprüft, und tatsächlich ist die Anzahl der Todesfälle korrekt. Im Prinzip könnte also jeder diese (falsche) Deutung glauben, nämlich, dass die Impfung gegen Diphtherie nichts mit der Beseitigung dieses Problems auf deutschem Gebiet zu tun hatte. Allerdings nur, bis Sie tiefer nachforschen! Ich begann, mehr über Diphtherie zu lesen und war von der Geschichte hinter der Entwicklung des Impfstoffs gegen diese tödliche Krankheit sehr erstaunt.

Diphtherie ist eine Infektion, die durch das Bakterium *Corynebacterium diphtheriae*[9] verursacht wird.

Typische Symptome sind Halsschmerzen, Fieber und möglicherweise, in schweren Fällen, eine graue oder weiße Veränderung im Bereich des Rachens. Diese kann die Atemwege blockieren und einen "bellenden Husten" wie beim Krupp-Syndrom verursachen[10]. Der Hals kann aufgrund vergrößerter Lymphknoten anschwellen[11]. Eine Form der Diphtherie, an der Haut, Augen oder Genitalien beteiligt sind, existiert ebenfalls[11,10]. Als Komplikationen können Myokarditis, Entzündungen der Nerven und der Nieren sowie Blutungen aufgrund niedriger Thrombozytenwerte auftreten[11]. Eine Myokarditis kann zu einer abnormalen Herzfrequenz und durch die Entzündung der Nerven zu Lähmungen führen[11].

Im Jahr 1613 erlebte Spanien eine Diphtherie-Epidemie. Das Jahr ist als *"El Año de los Garrotillos"* (Das Jahr der Strangulationen) in der Geschichte Spaniens bekannt[12].

1878 infizierten sich Königin Victorias Tochter, Prinzessin Alice, und ihre Familie mit Diphtherie. Die Erkrankung forderte zwei Todesopfer, Prinzessin Marie von Hessen und bei Rhein und Prinzessin Alice selbst[13].

Diphtherie war die Todesursache Nummer eins bei Kindern zwischen drei und fünf Jahren in Preußen des 19. Jahrhunderts.

Die Behörden in Preußen wollten eine Lösung für dieses Problem und brachten eine unglaubliche Gruppe von Wissenschaftlern zusammen:

- Paul Ehrlich https://de.wikipedia.org/wiki/Paul_Ehrlich
- Shibasaburo Kitasato https://de.wikipedia.org/wiki/Kitasato_Shibasabur%C5%8D
- Richard Pfeiffer https://de.wikipedia.org/wiki/Richard_Pfeiffer_(Mediziner)
- August von Wassermann https://de.wikipedia.org/wiki/August_von_Wassermann

Emil von Behring https://de.wikipedia.org/wiki/Emil_von_Behring Der aus der Diphterie-Forschung als bekanntester Name hervorging!

1890 immunisierten von Behring und Kitasato Meerschweinchen mit wärmebehandeltem Diphtherietoxin und veröffentlichten einen sehr kurzen Artikel (2 Seiten!) "Über die Entstehung von Diphtherie-Immunität und Tetanus-Immunität bei Tieren". Dieser Artikel zeigte nicht nur die Entdeckung des Antitoxins im Blut von kranken Tieren, sondern auch, dass ein neues Immunisierungsverfahren zur Verhinderung von Infektionskrankheiten entdeckt worden war.

Durch Tierversuche fanden sie heraus, dass das Blutserum von kranken Tieren die Lösung enthält. Am 23. November 1890 schrieb von Behring in sein Labortagebuch: "Ist das Blut der immunen Tiere im Stande die Giftwirkung aufzuheben? Jawohl!"[14] Eine neue Epoche in der Medizin war eingeläutet.

In nur vier Jahren gingen sie von der Entdeckung des Antitoxins zur industriellen Produktion des Diphtherie-Heilserums über!

Wenn Ihnen das nächste Mal jemand sagt, dass der COVID-19-Impfstoff zu schnell entwickelt wurde, sagen Sie dieser Person einfach, dass diese Wissenschaftler im 19. Jahrhundert lediglich vier Jahre für die Entwicklung benötigten, ohne dass ihnen Computer, schnelle Kommunikation oder sonstige moderne Ausrüstung, zu der wir heute Zugang haben, zur Verfügung standen.

Diese Gruppe von unglaublichen Wissenschaftlern begann bereits im Jahr 1894 Menschen mit dem „Behrings Gold", wie sie das Serum nannten, zu behandeln. Im folgenden Jahr kam es zu einer drastischen Verringerung der Todes- und Krankheitsfälle, die im Laufe der Jahre weiter abnahmen.

1901 erhielt von Behring den Nobelpreis für Medizin und bekam fast jeden Tag Briefe von Eltern, die sich bei ihm für die Rettung ihrer Kinder bedankten! "Behrings Gold" wurde zum Standard für die Bekämpfung der Diphtherie.

Ungefähr zwanzig Jahre später verwandelte der französische Tierarzt Gaston Ramon

(https://de.wikipedia.org/wiki/Gaston_Ramon)

Behrings Konzept in die einfachere Form des Impfstoffs wie wir ihn heute kennen.

Diphtherie spielt heute nicht mehr die lebensbedrohliche Rolle als Infektionskrankheit wie damals. Und zwar dank eines Arzneimittels ("Behring's Gold"), das die erste Version der Impfstoffe von heute wurde!

Zurück zur Grafik der Impfgegner. Kein Wunder, dass die Todesfälle durch Diphtherie bereits vor der offiziellen Einführung des Impfstoffs von Gaston Ramon im Jahr 1925 zurückgingen, da die deutschen Behörden bereits seit 1894 einen "Impfstoff" (Behring's Gold) verwendeten! Ohne dieses von den Preußen gestartete frühe Impfprogramm hätte Deutschland nicht so viele Leben gerettet, schon bevor Gaston Ramon eine bessere Version des Impfstoffs herausbrachte.

Ich möchte keine weitere Diskussion darüber beginnen, aber kann der Versuchung nicht ganz widerstehen eine weitere typische Behauptung von Impfgegnern zu kommentieren. "Impfstoffe sind gefährlich!" wird immer wieder behauptet. Wenn sie gefährlich sind und das Problem verursachen oder verstärken, das sie bekämpfen sollen (wie so viele behaupten!), wie kommt es dann, dass die Zahl der Infizierten nach 1925 nicht dramatisch angestiegen ist? Wenn Impfstoffe das Problem wären, sollten wir eine Zunahme der Fälle sehen! Wie dem auch sei, ich hoffe, diese Behauptung ist inzwischen widerlegt!

Anfang Juni 2015 wurde am Universitätsklinikum Vall d'Hebron in Barcelona, Spanien, ein Fall von Diphtherie diagnostiziert. Das sechsjährige Kind, das an der Krankheit verstarb, war zuvor nicht geimpft worden, weil die Eltern gegen die Impfungen waren[15].

Es war der erste Fall von Diphtherie in Spanien seit 1986, wie von "El Mundo"[16] berichtet und seit 1998 nach Berichten der WHO[17].

Unten sehen Sie ein wunderschönes Gemälde, das die Herstellung von "Bering's Gold" durch Blutentnahme bei Pferden zeigt.

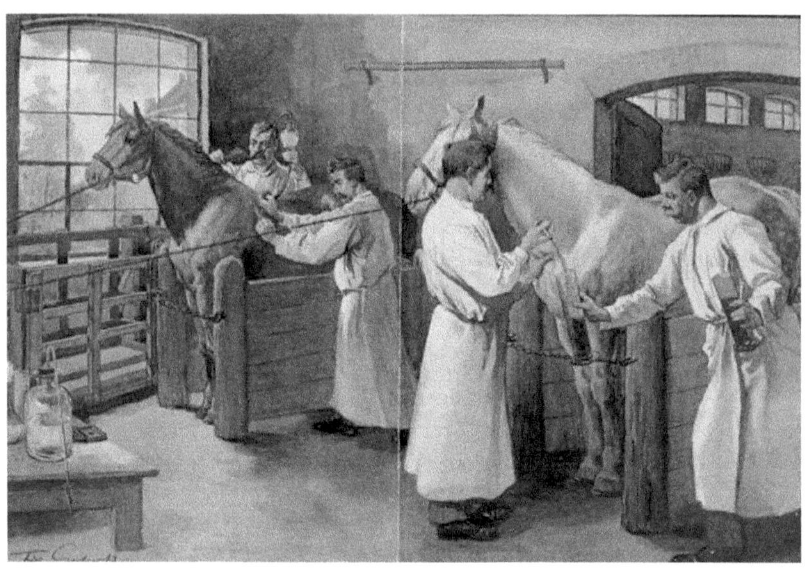

Illustration der Extraktion von Diphtherie-Heilserum bei Pferden (Marburg). Fritz Gehrke, 1906. Fotos: Philipps Universität Marburg

Wir können denjenigen, die an der Entwicklung und Herstellung dieses Impfstoffs beteiligt waren, nur unseren großen Respekt zollen und für alle Mühe und Arbeit dankbar sein, die Millionen Menschenleben gerettet hat.

Kapitel 2 - Diphtherie in Italien

Wie die erste Grafik ("Diphtherie in Deutschland") zeigt auch die folgende Grafik, dass die Anzahl der Diphtheriefälle in Italien bereits signifikant reduziert wurde bevor 1963 die Impfpflicht eingeführt wurde.

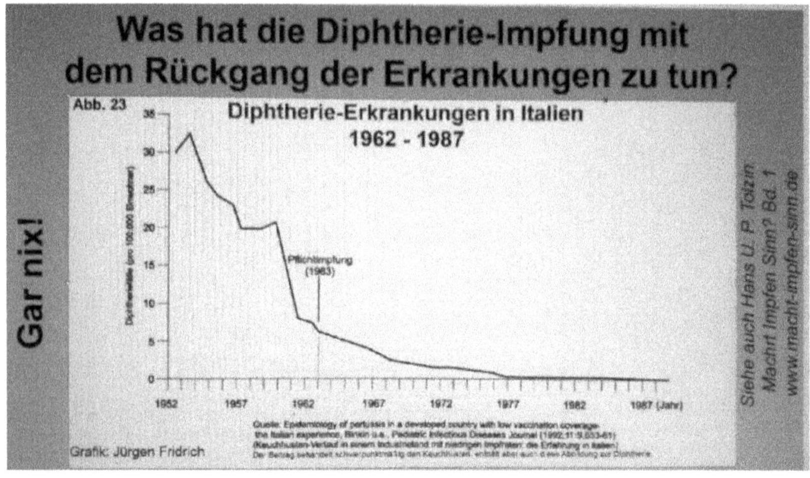

Was die Impfgegner nicht sehen oder sagen wollen wenn sie über diese Grafik sprechen ist, dass, wie auch im Fall von Deutschland, Italien seine Bevölkerung schon lange vorher geimpft hatte! Woher weiß ich das? Im folgenden bemerkenswerten, wissenschaftlichen Dokument aus Deutschland fand ich die interessante Information:

ERGEBNISSE
DER HYGIENE BAKTERIOLOGIE
IMMUNITÄTSFORSCHUNG UND
EXPERIMENTELLEN
THERAPIE

FORTSETZUNG DES JAHRESBERICHTS
ÜBER DIE ERGEBNISSE DER IMMUNITÄTSFORSCHUNG

UNTER MITWIRKUNG HERVORRAGENDER FACHLEUTE

HERAUSGEGEBEN VON

PROFESSOR DR. WOLFGANG WEICHARDT

ELFTER BAND

MIT ZUM TEIL FARBIGEN ABBILDUNGEN

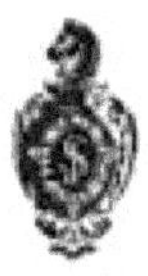

BERLIN
VERLAG VON JULIUS SPRINGER

Auf Seite 678 dieses Dokuments fand ich diese wichtige Fußnote:

[1] Anm.: Dem Vorgehen Frankreichs ist in jüngster Zeit auch Italien gefolgt. In einem Runderlaß vom 21. Okt. 1929 hat die italienische Regierung die Diphtherieschutzimpfung, namentlich mittels Anatoxin aufs wärmste empfohlen. An einer Stelle des Erlasses heißt es z. B.: „Es sollten alle Mittel angewandt werden, um Publikum und Familien von dem großen Segen der Impfung zu überzeugen, die nicht nur die Sterblichkeit der Diphtherie vermindert, sondern auch die gefährlichen Komplikationen und ernsten Folgen der nicht tödlichen Fälle vermeiden hilft". (Vgl. „Die Diphtherieschutzimpfung in Italien" in Il Policlinico vom 13. I. 1930.)

Wie Sie oben lesen können, hat die italienische Regierung bereits vor 1930 **"aufs wärmste empfohlen"**, sich **gegen Diphtherie impfen zu lassen**.

Kein Wunder, dass die Zahl der Fälle in Italien bereits 1963 zurückgegangen war. Die italienische Regierung verwendete den Impfstoff bereits seit mindestens 30 Jahren, bevor er verpflichtend wurde! Ein weiterer Beweis dafür, dass die Diphtherie Impfung funktioniert hat, ist die Tatsache, dass die Regierung sich entschieden hat sie verbindlich zu machen

Heute weiß jede Regierung, dass Impfungen eine der besten Methoden sind, um langfristig Geld zu sparen. Eine gesunde Bevölkerung führt zu mehr Produktivität, sie trägt dazu bei, dass mehr Menschen, in das System einzahlen und zu weniger Menschen, die auf Leistungen aus dem Gesundheitssystem angewiesen sind. Es ist viel billiger zu impfen, als ein Bett im Krankenhaus, medizinisches Material, Ausrüstung und Personal zur Verfügung zu stellen und schließlich einen Patienten zu behandeln.

Eine Studie der Johns Hopkins Bloomberg School of Public Health, die 2016 im Health Affairs Journal veröffentlicht wurde, besagt, dass jeder Dollar, der für Impfungen ausgegeben wird, bis zu 44 Dollar einspart, indem die Gesundheitsausgaben und Produktivitätsverluste verringert werden und die allgemeinen wirtschaftlichen Auswirkungen von Krankheiten eingedämmt werden. In der Studie wurden 10 durch Impfstoffe vermeidbare Infektionen untersucht: *Haemophilus influenzae* Typ b, Hepatitis B, humanes *Papillomavirus*, japanische Enzephalitis, Masern, *Neisseria meningitis* Serogruppe A, Rotavirus, Röteln, *Streptococcus pneumoniae* und Gelbfieber[18].

Ich denke, wir können zur nächsten Grafik übergehen!

Kapitel 3 - Pertussis-Impfstoff

Keuchhusten, auch Pertussis oder früher auch "tussis convulsiva" genannt, ist eine hoch ansteckende bakterielle Erkrankung.

Erneut behaupten Impfgegner, wie im Bild unten gezeigt, dass der Impfstoff in den 1940er Jahren (Pfeil zeigt auf das Jahr mit dem Wort „Impfung") in den USA eingeführt wurde, während die Anzahl der Todesfälle im Zusammenhang mit Pertussis bereits auf einem unglaublich niedrigen Niveau war und daher die Impfstoffe nicht für die Abnahme der Todesfälle verantwortlich sein konnten.

Was hat die Keuchhusten-Impfung mit dem Rückgang der Todesfälle zu tun?
Abb. 46
Keuchhusten-Todesfälle in den USA
10000
8000
6000
4000
2000
0
Impfung
1922
1929
1936
1943
1950
1957
1964
1971
1978
1985
Grafik: vaccinationnews.com
Daten: CDC
Gar nix!
Siehe auch Hans U. P. Tolzin: „Macht Impfen Sinn? Bd. 1“

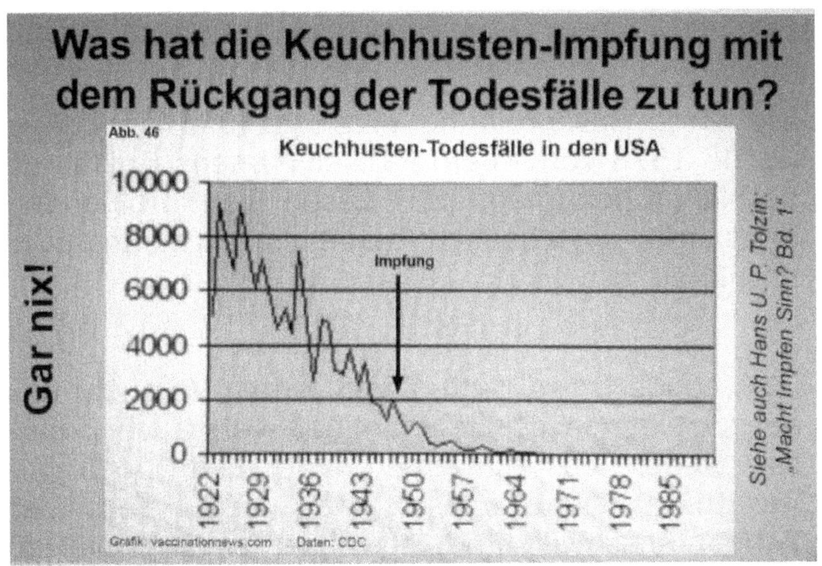

Pertussis wird durch das Bakterium *Bordetella pertussis verursacht*. Es verbreitet sich leicht durch Husten und Niesen einer infizierten Person.

Die Tendenz von Pertussis, bei Erwachsenen mildere Krankheitsverläufe zu verursachen, erschwert die Diagnose der Erkrankung und beschleunigt damit die Krankheitsübertragung. So kommt es im Fall von erwachsenen Erkrankten häufig nur zu mildem Husten, der nicht leicht mit einer einfachen Erkältung verwechselt werden kann. Der Erwachsene ist jedoch ansteckend und kann die Krankheit leicht auf Säuglinge, die für eine Impfung zu jung sind, oder auf Personen, mit geschwächtem Immunsystem übertragen[19].

Die erste Beschreibung einer Pertussis-Epidemie wurde 1578 von einem Pariser namens Guillaume de Baillou dokumentiert.[20] Lesen Sie im folgenden Zitat, wie anschaulich seine Beschreibung der Krankheit ist:

„Die Lunge ist so irritiert von jedem Versuch, das auszutreiben, was die Krankheit verursacht, dass sie weder das Einatmen von Luft noch ihr Ausatmen leicht zulässt. Man sieht, dass der Patient anschwillt und, als ob er erwürgt würde, der Atem in der Mitte seines Kehlkopfes festgehalten wird. . . Dann leidet er für einen Zeitraum von vier oder fünf Stunden nicht an dem lästigen Husten, doch dann kehrt der Husten als Anfall so stark zurück, dass Blut mit hohem Druck durch Nase und Mund ausgeschieden wird. Meistens folgen darauf Magenbeschwerden. . . . Denn wir haben so viel Husten in der Weise gesehen, dass nach einem vergeblichen Versuch zu Atmen halb faulige Materie in unglaublicher Menge ausgestoßen wurde. "

Niemand weiß genau, warum die Symptomatik von Pertussis vor de Baillous nicht beschrieben wurde. W. H. Holmes[20] schrieb diesen Mangel der Beschäftigung der Ärzte mit anderen schweren

Infektionskrankheiten wie Pest, Pocken und Typhus zu und der Möglichkeit, dass die Versorgung von Pertussis Patienten an "alte Frauen" delegiert wurde."[21]

Schätzungsweise 16,3 Millionen Menschen wurden weltweit im Jahr 2015 infiziert.[22] Die meisten Fälle treten in Entwicklungsländern auf, wo Menschen jeden Alters betroffen sein können.[23, 24] Im Jahr 2015 führte Pertussis zu 58.700 Todesfällen - im Vergleich zu 138.000 Todesfällen im Jahr 1990.[25, 26] Das Bakterium, das die Infektion verursacht, wurde 1906 entdeckt.[25] Der Pertussis-Impfstoff ist seit den 1940er Jahren verfügbar.

Es gibt noch eine Reihe offener Fragen im Zusammenhang mit Pertussis. Beispielsweise sind die Inzidenzraten von Pertussis weltweit in allen Altersgruppen durchweg bei Frauen höher als bei Männern mit Ausnahme von Kindern unter einem Jahr.[21] Das übermäßige Auftreten von Pertussis bei Frauen, sowohl in der Zeit vor der Verfügbarkeit der Impfung wie auch danach, weicht von der üblichen Situation bei übertragbaren Krankheiten ab, die tendenziell bei Männern häufiger auftreten.[27, 28]

Die Sterblichkeit wie auch die Inzidenzen sind in den ersten 6 Lebensmonaten am höchsten. Die Sterblichkeit bei Säuglingen unter 6 Monaten wird auf 0,5 Prozent beziffert.[42] Wie bei den

Infektionszahlen ist auch die Sterblichkeit bei Frauen höher als bei Männern. Die Gründe dafür sind noch nicht geklärt.[29]

In den ersten Jahrzehnten des 20. Jahrhunderts war die Infektion mit *Bordetella pertussis* beim Eintritt in die Schule universell. Die Zunahme der Krankheitsfälle insgesamt und die Tatsache, dass einer von 10 Infizierten verstarb, bedeuten, dass Pertussis in den Vereinigten Staaten jährlich mehr Kinder tötete als Polio und Masern zusammen.[30]

Pertussis wurde 1922 in den Vereinigten Staaten meldepflichtig. Zwei Jahrzehnte lang lagen die gemeldeten Fälle nie unter 100.000 pro Jahr und erreichten 1934 einen Höchststand von über 265.000 Fällen pro Jahr.[30] Ergebnisse einer klinischen Studie, die die Wirksamkeit eines Ganzkeim-Totimpfstoffs (wP-Impfstoff) bei Pertussis belegte, wurden 1940 und damit kurz nach Verfügbarkeit des Impfstoffs, bekannt. 1943 schlug die American Academy of Pediatrics die routinemäßige Verwendung des Ganzkeim-Pertussis-Impfstoffs vor und 1948 fielen die gemeldeten Fälle von Pertussis in den Vereinigten Staaten erstmals unter 100.000. Ein historischer Tiefststand der Infektionen mit dieser Krankheit wurde 1976 mit 1010 Fällen verzeichnet. Die Abbildung unten stammt aus einem großartigen Artikel von T.A. Clark.[30]

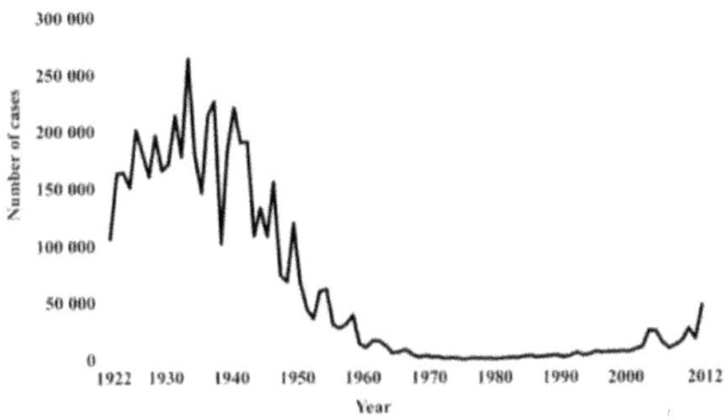

Pertussis cases by year – United States, 1922–2012. Source: Centers for Disease Control and Prevention, National Notifiable Diseases Surveillance System and Supplemental Pertussis Surveillance System and 1922–1949 passive reports to the US Public Health Service.

Vergleichen Sie nun bitte die Grafiken. Diese mit der Anzahl der Fälle pro Jahr, mit der vorigen Abbildung - Anzahl der Todesfälle pro Jahr - die von den Impfgegnern verwendet wird. Wenn Sie sich das Jahr 1940 ansehen, werden Sie feststellen, dass die Zahl der Krankheitsfälle mit über 200.000 immer noch sehr hoch lag, ähnlich wie in den Jahren zuvor (mit Ausnahme des Spitzenwerts von 265.000 im Jahr 1934).

Was geschah nach Einführung des Impfstoffs? Die Infektionszahlen gingen deutlich zurück! Genau das muss ein Impfstoff bewirken: einen Rückgang der Infektionsrate!

Die Impfgegner untersuchen den Rückgang der Todesfälle und versuchen andere davon zu überzeugen, dass die Impfung nichts bewirkt hat und damit nicht notwendig war, da die Todesfälle vor der Verwendung des Impfstoffs zurückgingen! Man muss sich hier nur die Infektionsrate ansehen, um die Wichtigkeit des Impfstoffs zu verstehen!

Aber wie lässt sich die Verringerung der Zahl der Todesfälle vor Einführung des Impfstoffs erklären? Die Frage lässt sich mit einem Wort beantworten: **Antibiotika!**

Wie Clark[30] in seinem Artikel zeigt, wurde Pertussis 1922 in den USA meldepflichtig. Menschen starben, aber die Ärzte hatten keine Möglichkeiten sie zu retten. Es dauerte noch sechs Jahre, bis zum Jahr 1928, bis das erste Antibiotikum entdeckt wurde. Da Pertussis eine bakterielle Infektionskrankheit ist, können Patienten auch mit Antibiotika behandelt werden. Bis heute werden Personen, die mit Patienten in Kontakt kommen, Antibiotika verabreicht. Dies bedeutet, dass die Todesfälle reduziert werden konnten, indem die Ärzte Patienten mit Antibiotika behandelten, bevor ein Impfstoff zur Verfügung stand. Jede erfolgreiche Behandlung verringert natürlich die Wahrscheinlichkeit andere Personen zu kontaminieren. Aber die eigentliche Verringerung der Infektionszahlen kam mit dem Impfstoff!

Es ist wichtig zu erkennen, dass beim Auftreten einer neuen Infektionskrankheit Ärzte zunächst kein Regime zur Behandlung dieser Erkrankung haben können. Es dauert eine gewisse Zeit, bis die beste Methode zur Behandlung der Erkrankung gefunden wird. Das Gleiche Phänomen kann beim Verlauf von COVID-19 beobachtet werden; auch bei dieser neuen Erkrankung hatten Ärzte zu Beginn der Pandemie 2020 keine Erfahrungen und keine medizinischen Antworten auf den Ausbruch der Pandemie. Deshalb kamen gerade zu Beginn viele Menschen ums Leben. Die Erfolge bei der Behandlung verbesserten sich im Laufe der Zeit, insbesondere nachdem eine Reihe von experimentellen Methoden und Arzneimitteln getestet worden waren. Aber nur durch die Entwicklung von Impfstoffen, können die Infektionszahlen nachhaltig reduziert werden.

Ein weiteres, häufiges Argument von Impfgegnern dafür, dass Impfstoffe nicht wirken sollen ist, dass geimpfte Menschen auch nach Einführung eines Impfstoffs erkranken oder Infektionen erneut auftreten können. Impfgegner präsentieren solche Tatsachen, als ob Wissenschaftler sie leugnen würden oder vertuschen wollten. Das ist aber jenseits jeder Realität. Diese Probleme werden genau beobachtet, untersucht und veröffentlicht. Da Pertussis in den USA zweimal wieder auftrat, sind gerade in jüngerer Zeit diese Schwierigkeiten erneut in den Fokus gerückt. Die Ursachen dieser beiden Phänomene in der Pertussis-Epidemiologie sind nach wie vor umstritten, obwohl Ergebnisse darauf hindeuten, dass die Weiterentwicklung des *Bordetella pertussis-* Bakteriums, der Verlust der Immunität und die anhaltende Übertragung bei Erwachsenen sowie demografische Faktoren wahrscheinliche Erklärungen für dieses Problem darstellen.[31]

In Bezug auf das neuste Wiederauftreten von Pertussis haben andere Wissenschaftler vorgeschlagen, dass es sich nicht per se um ein Wiederauftreten handelt, sondern, dass ein verstärktes Bewusstsein der Ärzte für Pertussis, insbesondere bei Jugendlichen und Erwachsenen, zusammen mit verbesserten Labormethoden zur Erkennung von Pertussis zu einer Verringerung der Mangelberichterstattung geführt hat und nun ein genaueres Bild der *B. pertussis-* Zirkulation in der Bevölkerung vorliegt.[32, 33]

Mit anderen Worten, Wissenschaftler sind sich dieser Probleme bewusst und wissen, dass wir sowohl die Behandlung als auch die Prävention, das heißt die Impfung, verbessern müssen.

Mit der Entwicklung und breiten Anwendung wirksamer Pertussis-Impfstoffe wurden dramatische Verbesserungen in der Epidemiologie von Pertussis erzielt. Das jüngste Wiederaufleben in vielen Ländern sollte jedoch zu einer genaueren

Betrachtung der Aspekte von Pertussis führen, die dazu führen, dass Pertussis-Infektionen weiterhin vorkommen.[30] Mit anderen Worten, die Wissenschaft verschließt nicht ihre Augen vor den Problemen. Wir alle wissen, dass wir in dieser Fragestellung immer noch keine perfekte Lösung gefunden haben. Aber Impfen ist nachweislich viel besser als nicht zu impfen!

Was mich jedoch am meisten beschäftigt, ist die Tatsache, dass Impfgegner Pertussis eher behandeln als verhindern würden. Es herrscht das Denken vor, es sei besser krank zu werden - mit allen damit verbundenen Risiken - als die Infektion und Entstehung der Erkrankung durch eine Impfung zu verhindern. Viele denken, dass die Behandlung mit Antibiotika weniger riskant ist als die Verabreichung eines Impfstoffs!

Obwohl es eine Tatsache ist, dass Antibiotika die Sterblichkeit unter Patienten mit Pertussis verringert haben, bedeutet dies nicht, dass diese Behandlung auf lange Sicht die bessere Option ist.

Aus folgenden Gründen:

1. Geimpfte Menschen haben weniger schwere Krankheitsverläufe. Eine Studie, die zwischen 2010 und 2012 durchgeführt wurde, verbesserte für 1,7 Millionen Einwohner die Überwachung der Pertussis in der Metropolregion Portland,

Oregon.[34] Was konnte beobachtet werden? Geimpfte, hatten eine verringerte Morbidität, die durch einen weniger schweren Verlauf der Erkrankung und eine signifikant verkürzte Krankheitsdauer gekennzeichnet war.

2. Wenn wir uns für eine Behandlung statt eine Impfung entscheiden, können Bakterien Resistenzen gegen Antibiotika entwickeln und in der Folge viel größere Probleme verursachen.[9]

3. Noch beängstigender ist die Tatsache, dass Säuglinge unter sechs Monaten einem besonderen Risiko für Komplikationen und den Tod durch Pertussis ausgesetzt sind. Komplikationen sind unter anderem Lungenentzündung (bakteriell oder viral), Krampfanfälle, Ohrenentzündungen und Dehydrierung; bei Erwachsenen ist auch ein Rippenbruch durch Husten möglich. Die häufigste dieser Komplikationen bei Säuglingen ist die *B. pertussis*- Pneumonie, die fast alle Todesfälle durch Pertussis begleitet.[35]

Ein klarer Hinweis auf die Bedeutung der Impfung ist die Tatsache, dass die Inzidenz der Krankheit in den Ländern, die ihre Impfprogramme eingestellt hatten, erheblich zunahm, was zu einem hohen Maß an Morbidität und Mortalität führte.[36]

Ein weiterer Indikator dafür, dass die Impfung funktioniert ist, dass seit der Mitte des 20. Jahrhunderts die weltweiten Bemühungen zur

Bekämpfung und Ausrottung der Pertussis mit der Umsetzung weit verbreiteter Impfprogramme begannen.[37,38] Bevor Impfprogramme eingeführt wurden, betrug das typische Zeitintervall zwischen Pertussis-Ausbrüchen 2 bis 3 Jahre, das sich nach Durchführung umfassender Impfprogramme auf 3 bis 4 Jahre erhöhte.[39, 40]

Aufgrund der Komplexität dieser Krankheit bieten die bisher verwendeten Impfstoffe keinen lebenslangen Schutz. Der folgende Absatz stammt aus einem hervorragenden Artikel von Nicole Guiso[41]:

https://www.ncbi.nlm.nih.gov/pmc/articles/PMC3967663/

„*B. pertussis*, der Erreger der Krankheit, ist ein kleines gram-negatives Bakterium der Gattung *Bordetella*. Es ist ein ernsthafter Krankheitserreger für den menschlichen Organismus. Andere Erreger der Gattung *Bordetella*, insbesondere *B. parapertussis*, können eine Pertussis-ähnliche Erkrankung verursachen. Anders als im Fall von *Corynebacterium diphtheriae war* es schwierig, den Erreger zu identifizieren, und tatsächlich dauerte seine Isolierung sechs Jahre aufgrund der Entwicklung eines komplizierten Nährmediums. Dies ist ein wichtiger Punkt, den viele Wissenschaftler heute, mehr als ein Jahrhundert später, vergessen: Es ist sehr schwierig, das Bakterium reproduzierbar zu isolieren und zu züchten. Im Gegensatz zu *C. diphtheriae war* es wiederum nicht möglich, seine Toxine schnell zu charakterisieren, und folglich war der erste entwickelte Impfstoff ein Ganzzellen-Impfstoff (Pw), d.h. ein Impfstoff, der aus durch Hitze getöteten Bakterien bestand. Es dauerte ungefähr 70 Jahre einen azellulären Impfstoff zu entwickeln, der nur aus "entgifteten" bakteriellen Proteinen besteht. "

In einem anderen Teil seiner Arbeit fährt er fort: „Eine weitere epidemiologische Veränderung war mit einer Veränderung bei der Übertragung der Krankheit verbunden, die 30 Jahre nach Einführung der Impfung von Kleinkindern beobachtet wurde. Die Zahl der ins Krankenhaus eingelieferten Säuglinge nahm aufgrund des Kontakts mit infizierten, älteren Geschwistern oder infizierten Eltern zu. Somit wurde die Übertragung von Kind zu Kind durch die Übertragung von Jugendlichen und Erwachsenen zu Säuglingen übertroffen. Diese Beobachtung führte zu mehreren Studien über die Ansteckungen in Industrieländern, die zeigten, dass weder eine durch Impfstoffe hervorgerufene, noch eine natürliche Immunität lebenslang anhält und dass Keuchhusten Menschen jeden Alters betreffen kann. Diese Krankheit ist nicht ausschließlich pädiatrisch. "

Was bedeutet das? Das heißt, wir müssen noch bessere Impfstoffe entwickeln. Wir haben noch einen langen Weg vor uns, aber was wir bisher erreicht haben, ist erstaunlich!

Ohne Zweifel können wir bestätigen, dass nicht geimpfte Kinder häufiger an dieser Krankheit und an neurologischen Komplikationen wie Krampfanfällen, Enzephalopathie, Mittelohrentzündung, Anorexie und Dehydrierung leiden. Komplikationen, die aus Druckeffekten schwerer Hustenanfälle resultieren, umfassen Pneumothorax, Epistaxis, subdurale Hämatome, Hernien und Rektumprolaps.[42]

Nach all diesen Diskussionen ist es wichtig, sich daran zu erinnern, dass Impfgegner immer noch der Meinung sind, dass eine natürliche Immunität ausreichen sollte, um uns vor Infektionen zu bewahren. Daher glauben sie, dass keine Impfstoffe erforderlich sind. Ich wünschte, sie könnten diese Geschichte den 90% der präkolumbianischen Bevölkerung Amerikas erzählen, die deshalb an Viren und Bakterien starben, weil die ersten Europäer auf dem amerikanischen Kontinent zu niesen begannen und die Krankheitserreger dort verbreiteten. Durch Impfstoffe vermeidbare Krankheiten töteten häufig mehr einheimische Indianer als die Schwerter und Gewehre der Kolonialisatoren.

Weitere Informationen zu diesem Thema finden Sie in der interessanten Arbeit von Nielsen „A Disability History of the United States.[43]"

Kapitel 4 - HPV-Impfstoff

Gebärmutterhalskrebs entwickelt sich normalerweise langsam im Laufe der Zeit. Bevor Krebs im Gebärmutterhals auftritt, kommt es zur Veränderung der Zellen im Gebärmutterhals, bei denen abnormale Zellen im Gewebe auftreten, die als Dysplasie bezeichnet werden. Im Laufe der Zeit können sich die abnormalen Zellen zu Krebszellen entwickeln, wachsen und sich tiefer im Gebärmutterhals und im umliegenden Gewebe ausbreiten.[44] Die folgenden Punkte gehören zu den Risikofaktoren für Gebärmutterhalskrebs[45]:

- Infektion mit humanem Papillomavirus (HPV). Dies ist der wichtigste Risikofaktor für Gebärmutterhalskrebs.
- Im Mutterleib dem Medikament DES (Diethylstilbestrol) ausgesetzt sein.
- Bei Frauen, die mit HPV infiziert sind, tragen die folgenden Risikofaktoren zum erhöhten Risiko für Gebärmutterhalskrebs bei:
  - Geburt vieler Kinder.
  - Zigaretten rauchen.
  - Verwendung hormoneller Kontrazeptiva ("der Pille") über einen langen Zeitraum.

Es gibt auch Risikofaktoren, die das Risiko einer HPV-Infektion erhöhen:

- Ein geschwächtes Immunsystem, das durch Immunsuppression verursacht wird. Immunsuppression schwächt die Fähigkeit des Körpers, Infektionen und andere Krankheiten zu bekämpfen. Die Fähigkeit des Körpers, eine HPV-Infektion erfolgreich zu bekämpfen, kann durch eine langfristige Immunsuppression beeinträchtigt werden:
    - Infektion mit dem humanen Immunschwäche-Virus (HIV).
    - Einnahme von Arzneimitteln (Immunsuppressiva), die eine Abstoßung von Organen nach einer Transplantation verhindern sollen.
    - Hohe sexuelle Aktivität in der Jugend.
    - Viele wechselnde Sexualpartner.

Eine humane Papillomavirus-Infektion (HPV) verursacht mehr als 90% der Fälle.[46, 47]

Laut der Weltgesundheitsorganisation erkranken jedes Jahr mehr als 500.000 Frauen an Gebärmutterhalskrebs und über 300.000 sterben daran.[48]

Impfgegner behaupten, dass der HPV-Impfstoff nicht gegen HPV-bedingte Krebserkrankungen wirkt. Zu diesem Zweck verwenden Impfgegner auf der ganzen Welt, insbesondere in Deutschland, die folgende Grafik:

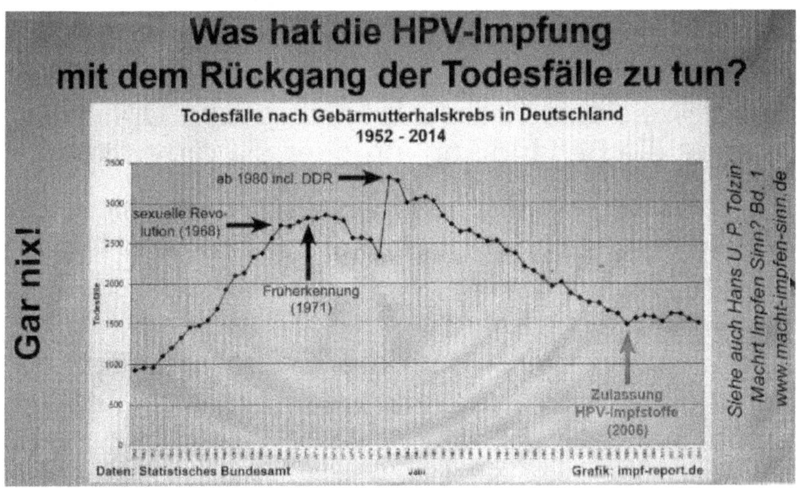

Wie wir in der Grafik oben sehen können, soll gezeigt werden, dass die Sterblichkeit aufgrund von Gebärmutterhalskrebs (hauptsächlich durch HPV verursacht) bereits bei Einführung des Impfstoffs (ab 2006) wieder auf niedrigem Niveau lag und sich nicht mehr veränderte. womit der Impfstoff keine Wirkung hatte!

Wie in einigen Grafiken zuvor liegt der Schwerpunkt wieder auf der Sterblichkeit und nicht auf der Infektionsrate. Basierend auf dem, was wir bisher gelernt haben, können Sie sich vorstellen, was als Nächstes kommt, oder? Ja, die Leute, die diese Grafik verwenden, um zu beweisen, dass Impfstoffe nicht funktionieren, übersehen einfach wieder einmal die wichtigste Rolle des Impfstoffs. Impfstoffe haben die Aufgabe, Infektionen zu vermeiden und deren Folgen (darunter auch den Tod) zu verringern. Ich glaube jedoch nicht, dass für irgendjemand auf dieser Welt eine Krebserkrankung eine Option ist, solange die Behandlung ihn oder sie retten kann!

Die meisten Menschen wissen, dass sich die Krebsdiagnose und -behandlung in den letzten Jahren deutlich verbessert hat. Das bedeutet, dass die Erkrankung bei Patienten früher diagnostiziert wird und die Erfolgsrate bei der Behandlung von Krebserkrankungen sich deutlich erhöht hat.

Solange die Medizin Fortschritte macht, wird die Zahl der Todesfälle weiter in dem Maße sinken, wie wir Zugang zu besseren Behandlungsmethoden haben. Und genau das sehen wir in dieser Grafik! 1971 wurde die Früherkennung zu einem wichtigen Instrument zur Bekämpfung dieser Krebsart, deren Fallzahl dramatisch zunahm, wie Sie in der Grafik vor 1971 sehen können. Je früher jemand mit einer

Behandlung beginnt, desto besser. Jede einzelne Krebstherapie hat jedoch starke Nebenwirkungen. In einigen Fällen können sie verheerend sein!

Die Grafik zeigt uns, dass wir bessere Möglichkeiten gefunden haben, den Tod eines Patienten zu verhindern, aber Infektionen nicht verhindert haben. Die Person, die sich infiziert hat, wird höchstwahrscheinlich nach einer Krebsbehandlung überleben! Nur für den Fall, dass Sie es nicht wissen: Es gibt keine „schöne" Krebsbehandlung und es gibt keine Garantie dafür, dass ein Patient überlebt.

Der wichtigste Punkt, den die Grafik oben völlig vernachlässigt, ist die folgende Aussage aus einem interessanten Artikel von Buttmann-Schweiger et al.[49]: „In Deutschland begann die HPV-Impfung 2007 für 12- bis 17-jährige Mädchen. Da die ältesten geimpften Frauen aus der Geburtskohorte von 1990 erst 2023 das 35. Lebensjahr erreichen werden, wird es bis 2038 dauern, bevor die Altersgruppe der 35- bis 49-Jährigen ausschließlich aus potenziell geimpften Frauen besteht. "

Die Ergebnisse der Impfkampagne die im Jahr 2007 begann, werden also erst Jahrzehnte später zu sehen sein. Aus naheliegenden Gründen entwickeln sich also HPV-bedingte Krebserkrankungen nur sehr langsam.

Es wird geschätzt, dass insgesamt 120.000 neue Krebsfälle bei Männern und Frauen in stärker entwickelten Ländern vermieden werden könnten, wenn eine Exposition gegenüber HPV verhindert würde.[50]

Wir können jedoch bereits heute die Wirksamkeit dieses Impfprogramms abschätzen. Eine Studie, die in *2019 The Lancet veröffentlicht wurde*, analysierte die Ergebnisse bei 66 Millionen Menschen unter 30 Jahren in 14 Ländern mit hohem Einkommen, auch in Deutschland. Es zeigte sich, dass in Ländern, in denen der Impfstoff für mehr als fünf Jahre verabreicht wurde, eine Reduktion um 83% von zwei HPV-Stämmen bei 15- bis 19-jährigen Mädchen und bei Frauen im Alter von 20 bis 24 Jahren um 66% zu beobachten war.[51]

Es wurde auch gezeigt, dass Jungen und Männer davon profitiert haben. Anal- und Genitalwarzen reduzierten sich bei Jungen im Teenageralter um die Hälfte und bei jungen Männern zwischen 20 und 24 Jahren um ein Drittel. Die Warzen traten auch bei Mädchen im Teenageralter um 67%, bei Frauen im Alter von 20 bis 24 Jahren um 54% und bei Frauen im Alter von 25 bis 29 Jahren um 31% weniger häufig auf.[51]

Da der HPV-Impfstoff erst seit etwas mehr als 10 Jahren verfügbar ist, ist es noch zu früh genau abzusehen, wie sich diese Programme auf die

Rate von Gebärmutterhalskrebs auswirken werden. Die bisherigen Ergebnisse sind jedoch sehr vielversprechend.[52]

Fazit & Lehren für heute

Impfgegner sind nichts Neues. Sie stellen heute leider eine große Bewegung dar, die hauptsächlich von Übertreibungen, Fehlinterpretationen, Ängsten und falschen Nachrichten gespeist wird. Die Bewegung lässt sich mit allen möglichen Verschwörungstheorien in Verbindung bringen. Diese Theorien und Behauptungen sind ebenfalls nicht neu, sondern stammen größtenteils aus alten Legenden, die 100 oder sogar 200 Jahre zurückverfolgt werden können und einfach wieder aufbereitet werden. Die aktuelle Bewegung der Impfgegner basiert nicht auf wissenschaftlichen Erkenntnissen, sondern auf vorgefertigten Annahmen, denen der Glaube zu Grunde liegt, dass Impfstoffe von einigen Personen mit bösen Absichten erfunden wurden, um geheime Pläne gegen die Menschheit durchzusetzen.

Während der COVID-19-Pandemie war es fast unmöglich, sich gegen die täglichen Falschmeldungen zu schützen: „Bill Gates will mit Impfstoffen einen Chip in Menschen implantieren", „Impfstoffe verändern die menschliche DNA", „die Regierung will die

Weltbevölkerung reduzieren" und viele weitere abstruse Theorien geistern durch die sozialen Medien. Neben solchen Anschuldigungen wurden wir auch mit Fehlinterpretationen von Daten bombardiert.

Während einer Debatte im Internet, zu der ich eingeladen war, um die Funktionsweise der neuen mRNA-basierten Impfstoffe zu erläutern, forderte mich jemand mit einer interessanten Information heraus: „Die Sterblichkeit aufgrund von COVID 19 in Mosambik ist extrem niedrig. Brauchen wir wirklich einen Impfstoff? Oder sollten wir einfach kopieren, was man in Mosambik tut? "

Viele Menschen lassen sich von solchen Fragestellungen leicht verunsichern.

Um diese Frage zu beantworten, möchte ich Sie bitten,sich die folgende Grafik anzusehen:

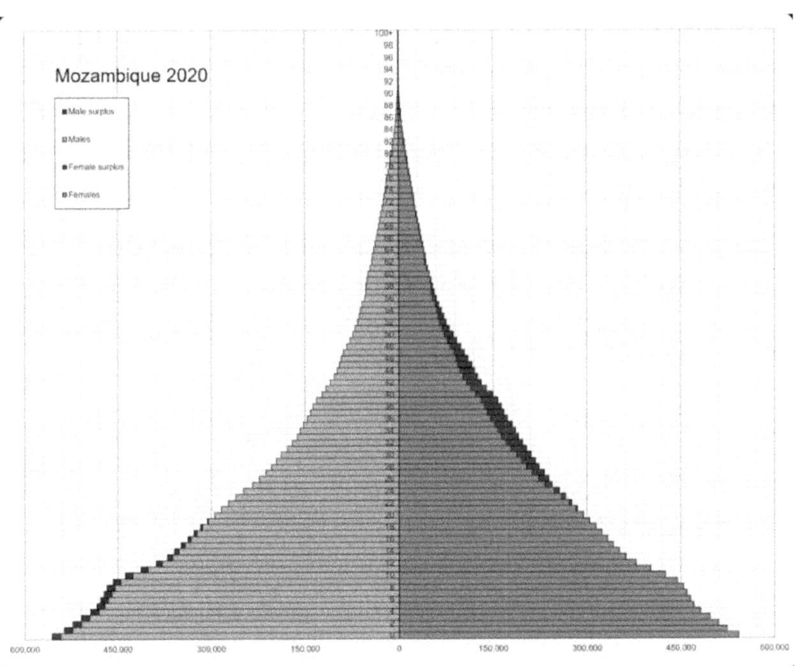

https://en.wikipedia.org/wiki/Demographics_of_Mozambique

Dies ist die demografische Verteilung der Bevölkerung in Mosambik. Am unteren Rand der Grafik ist eine große Anzahl von Kindern und Jugendlichen zu erkennen. Wenn Sie in der Grafik weiter nach oben schauen und die Gruppe der Älteren betrachten, können Sie eine drastische Abnahme der Bevölkerungszahlen von jung zu alt feststellen. Wir sehen hier Hinweise darauf, dass die Bevölkerung in Mosambik aufgrund von Faktoren wie Unterernährung, schlechter Infrastruktur und unzureichendem Zugang zur Grundversorgung früh stirbt. Die Lebenserwartung in Mosambik liegt leider bei nur 54,1 Jahren.

Wie Sie vielleicht wissen, ist die Altersgruppe, die am anfälligsten für COVID-19 ist, genau die, die wir in Mosambik fast nicht antreffen, nämlich Menschen über 75 Jahre.

Das folgende Bild der CDC vergleicht die Altersgruppen und das Risiko für Infektionen, Krankenhausaufenthalte und Todesfälle aufgrund von COVID-19.[53]

Compared to younger adults, older adults are more likely to require hospitalization if they get COVID-19

Risk for COVID-19 Infection, Hospitalization, and Death By Age Group

Rate compared to 5–17-years[1]	0–4 years	5–17 years	18–29 years	30–39 years	40–49 years	50–64 years	65–74 years	75–84 years	85+ years
Cases[2]	<1x	Reference group	3x	2x	2x	2x	2x	2x	2x
Hospitalization[3]	2x	Reference group	7x	10x	15x	25x	35x	55x	80x
Death[4]	2x	Reference group	15x	45x	130x	400x	1100x	2800x	7900x

All rates are relative to the 5–17-year age category. Sample interpretation: Compared with 5–17-year-olds, the rate of death is 45 times higher in 30–39-year-olds and 7,900 times higher in 85+-year-olds. Compared with 18–29-year-olds, the rate of hospitalization is 8 times higher in 75–84-year-olds (55 divided by 7 equals 7.9).

Zum Vergleich sehen Sie unten die Demografie des Vereinigten Königreichs, in der man leicht die große Gruppe der älteren Bevölkerung erkennen kann. Der Anteil in der Bevölkerung, der am anfälligsten für COVID-19 ist.

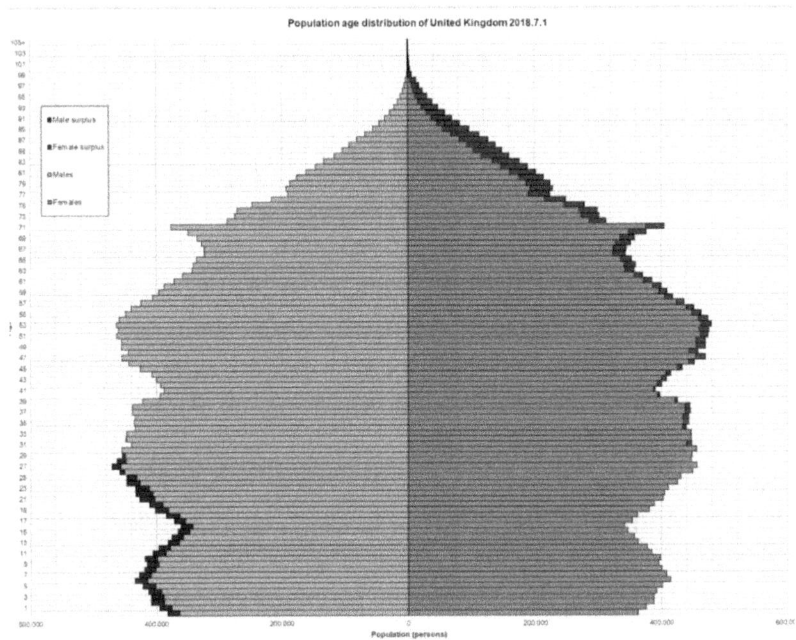

https://en.wikipedia.org/wiki/Demography_of_the_United_Kingdom

Eine solche Altersverteilung ist typisch für Industrieländer. Daher ist es nicht verwunderlich, dass die Industrieländer im Durchschnitt eine höhere Sterblichkeit aufwiesen als andere mit niedrigerer Lebenserwartung.

Darüber hinaus gehört Mosambik zu den Ländern mit der niedrigsten Anzahl täglicher COVID-19-Tests pro tausend Einwohner. Diese beiden Faktoren zusammen ergeben ein klares Bild davon, warum wir aufgrund von COVID-19 in Mosambik eine niedrige Sterblichkeit sehen.

Dieses einfache Beispiel zeigt, wie viele Menschen mit Nachrichten umgehen und noch bedauerlicher - mit gefälschten Nachrichten!

Eine andere lächerliche Nachricht, die ich während COVID-19 fast täglich hören musste, war: „Wir sollten keine Masken tragen, weil sie gefährlich für unsere Gesundheit sind!" 1920 genehmigten die USA und Deutschland eine neue Richtlinie für Operationen[54], in der alle Chirurgen und Krankenschwestern verpflichtet wurden, bei chirurgischen Eingriffen Masken zu tragen. Das bedeutet, dass diese Fachleute in den letzten 100 Jahren jeden Tag Masken getragen haben, ohne dass es eine einzige Studie oder irgendwelche Hinweise darauf gibt, dass diese Gruppe mehr körperliche Einschränkungen oder eine kürzere Lebensdauer aufweist, als die übrige Bevölkerung, die keine Masken getragen haben.

Die meisten Impfgegner kommen aus reichen Ländern, in denen seit Jahrzehnten Impfprogramme durchgeführt werden. Daher haben sie nie Kinder gesehen, die an Poliomyelitis leiden, oder Krankenhäuser, in denen Kinder sich zu Tode husten, mit Pocken um ihr Leben kämpfen oder an anderen durch Impfstoffe vermeidbaren Krankheiten sterben. Sie sind Opfer ihres eigenen Erfolgs!

Wie eingangs erwähnt, akzeptieren die meisten Gruppen von Impfgegnern keine offiziellen Daten, die eindeutig auf die Wirksamkeit von Impfstoffen hinweisen. Für diejenigen, die noch offen sind, wissenschaftliche Arbeiten zu lesen und aus Daten zu lernen: Sehen Sie sich bitte diese erstaunliche, im Jahr 2007 im Journal of American Medical Association veröffentlichte Tabelle an. Sie können den Originalartikel hier herunterladen[56]:

https://jamanetwork.com/journals/jama/fullarticle/209448

Table 1. Historical Comparison of Morbidity and Mortality for Vaccine-Preventable Diseases With Vaccines Licensed or Recommended Before 1980: Diphtheria, Measles, Mumps, Pertussis, Poliomyelitis, Rubella, Smallpox, Tetanus[a]

	Prevaccine No. (y)					Most Recent Postvaccine Reported No.		Prevaccine Estimated Annual No. vs Most Recent Reported No. (% Reduction)	
	Estimated Annual Average		Peak						
Vaccine-Preventable Disease	Cases[b]	Deaths[c]	Cases[d]	Deaths[e]	Vaccine Date(s), y[f]	Cases, 2006[g]	Deaths, 2004[h]	Cases	Deaths
Diphtheria	21 053 (1936-1945)	1822 (1936-1945)	30 508 (1938)	3065 (1936)	1928-1943	0	0	21 053 (100)	1822 (100)
Measles	530 217 (1953-1962)	440 (1953-1962)	763 094 (1958)	552 (1958)	1963, 1967, 1968	55	0	530 162 (99.9)	440 (100)
Mumps	162 344 (1963-1968)	39 (1963-1968)	212 932 (1964)	50 (1964)	1940s, 1967	6584	0	155 760 (95.9)	39 (100)
Pertussis	200 752 (1934-1943)	4034 (1934-1943)	265 269 (1934)	7518 (1934)	1914-1941	15 632	27	185 120 (92.2)	4007 (99.3)
Poliomyelitis, acute	19 794 (1941-1950)	1393 (1941-1950)	42 033 (1949)	2720 (1949)	1955, 1961-1963, 1987	0	0	19 794 (100)	1393 (100)
Poliomyelitis, paralytic	16 316 (1951-1954)	1879 (1951-1954)	21 269 (1952)	3145 (1952)	1955, 1961-1963, 1987	0	0	16 316 (100)	1879 (100)
Rubella	47 745 (1966-1968)	17 (1966-1968)	488 796 (1964)	24 (1968)	1969	11	0	47 734 (99.9)	17 (100)
Congenital rubella syndrome	152 (1966-1969)	Not available	20 000 (1964-1965)	2160 (1964-1965)	1969	1	0	151 (99.3)	Not available
Smallpox	29 005 (1900-1949)	337 (1900-1949)	110 672 (1920)	2510 (1902)	1798	0	0	29 005 (100)	337 (100)
Tetanus	580 (1947-1949)	472 (1947-1949)	601 (1948)	511 (1947)	1933-1949	41	4	539 (92.9)	468 (99.2)

[a] Footnote letters correspond to Box 1.

2156 JAMA, November 14, 2007—Vol 298, No. 18 (Reprinted)

Wie Sie oben sehen können, hat sich die Anzahl der Infektionen und Todesfälle bei allen durch Impfstoffe vermeidbaren Krankheiten drastisch verringert. Die letzten beiden Spalten (Werte in Klammern) zeigen die prozentuale Verringerung der Krankheits- und Todesfälle. In den meisten Fällen liegt die Verringerung nahe oder gleich 100%!

Es war keine Überraschung, dass die Bewegung der Impfgegner versucht hat die potenzielle Wirksamkeit und die Notwendigkeit von COVID-19-Impfstoffen so weit wie möglich herunterzuspielen. Aber jetzt, da sich die Impfrate in Israel 50% nähert, können wir sehen, dass die Infektionsrate deutlich sinkt.

Eine kürzlich durchgeführte Studie zeigt, dass „der Impfstoff in allen Altersgruppen gleich wirksam war und eine Woche nach der zweiten Impfung am wirksamsten wurde. Darüber hinaus zeigen Daten aus Israel, dass die Krankenhauseinweisungen von Covid-19 in den geimpften Altersgruppen zurückgegangen sind, während in Gruppen, die den Impfstoff noch nicht erhalten haben, die Krankenhauseinweisungen unverändert bleiben."[55]

Ich hoffe, es ist deutlich geworden, dass Impfstoffe funktionieren, also wirksam sind! Sie sind nicht perfekt, aber nichts auf dieser Welt ist perfekt. Daher werden jedes Jahr Millionen von Dollar in die Entwicklung besserer Impfstoffe investiert. Aber wie in diesem Buch besprochen, sind wir mit den Impfstoffen, die uns zur Zeit zur

Verfügung stehen, in einer unglaublich guten Lage. Das sollten wir zu schätzen wissen.

Referenzen

1. World Health Organization. Global vaccine action plan 2011–2020. *WHO* https://www.who.int/immunization/global_vaccine_action_plan/GVAP_doc_2011_2020/en/ (2013).
2. World Health Organization. Child mortality and causes of death. WHO https://www.who.int/gho/child_health/mortality/mortality_under_five_text/en/ (2020).
3. https://www.thelancet.com/journals/landig/article/PIIS2589-7500(20)30227-2/fulltext
4. https://www.marketwatch.com/story/this-is-the-most-anti-vaxxer-country-in-the-world-2019-06-19
5. https://en.wikipedia.org/wiki/HIV/AIDS_denialism
6. https://www.psiram.com/en/index.php?title=Eleanor_McBean&mobileaction=toggle_view_mobile
7. Meyer C and Reite S. Impfgegner und Impfskeptiker: Geschichte, Hintergründe, Thesen, Umgang Article in Bundesgesundheitsblatt - Gesundheitsforschung - Gesundheitsschutz · Bundesgesundheitsbl - Gesundheitsforsch -

Gesundheitsschutz 2004 · 47:1182–1188 DOI 10.1007/s00103-004-0953-x.

8. https://today.duke.edu/2020/12/convince-vaccine-skeptics-use-empathy-information-and-re-start-experts-say
9. Atkinson, W (May 2012). Diphtheria Epidemiology and Prevention of Vaccine-Preventable Diseases (12 ed.). Public Health Foundation. pp. 215–230. ISBN 9780983263135.
10. "Diphtheria vaccine". Wkly Epidemiol Rec. 81 (3): 24–32. 20 January 2006. PMID 16671240.
11. Atkinson, W (May 2012). Diphtheria Epidemiology and Prevention of Vaccine-Preventable Diseases (12 ed.). Public Health Foundation. pp. 215–230. ISBN 9780983263135.
12. Laval, Enrique (March 2006). "El garotillo (Difteria) en España (Siglos XVI y XVII)". Revista Chilena de Infectología. 23 (1): 78–80.
13. https://www.alexanderpalace.org/palace/alicehessebio.php
14. https://www.aerzteblatt.de/archiv/173215/125-Jahre-Diphtherieheilserum-Das-Behring-sche-Gold

15. "Parents of diphtheria-stricken boy feel "tricked" by anti-vaccination groups". *El Pais*. 5 June 2015. Archived. https://web.archive.org/web/20150607000140/http://elpais.com/elpais/2015/06/05/inenglish/1433512717_575817.html

16. "Primer caso de difteria en España en casi 30 años". *El Mundo*. 2 June 2015. http://www.elmundo.es/salud/2015/06/02/556dbc3d268e3e16598b4589.html

17. "WHO - Diphtheria reported cases". http://apps.who.int/immunization_monitoring/globalsummary/timeseries/tsincidencediphtheria.html

18. https://www.vaccinestoday.eu/stories/vaccines-save-lives-and-money/

19. https://www.historyofvaccines.org/content/articles/pertussis-whooping-cough

20. Holmes WH. Bacillary and rickettsial infections: acute and chronic: a textbook. Black death to white plague. New York: Macmillan; 1940.

21. Howson CP, Howe CJ, Fineberg HV, editors. Institute of Medicine (US) Committee to Review the Adverse Consequences of Pertussis and Rubella Vaccines; Howson CP, Washington (DC): National Academies Press (US); 1991.

22. Vos, Theo; Allen, Christine; Arora, Megha; Barber, Ryan M.; Bhutta, Zulfiqar A.; Brown, Alexandria; Carter, Austin; Casey, Daniel C.; Charlson, Fiona J.; Chen, Alan Z.; Coggeshall, Megan; Cornaby, Leslie; Dandona, Lalit; Dicker, Daniel J.; Dilegge, Tina; Erskine, Holly E.; Ferrari, Alize J.; Fitzmaurice, Christina; Fleming, Tom; Forouzanfar, Mohammad H.; Fullman, Nancy; Gething, Peter W.; Goldberg, Ellen M.; Graetz, Nicholas; Haagsma, Juanita A.; Hay, Simon I.; Johnson, Catherine O.; Kassebaum, Nicholas J.; Kawashima, Toana; et al. (October 2016). "Global, regional, and national incidence, prevalence, and years lived with disability for 310 diseases and injuries, 1990–2015: a systematic analysis for the Global Burden of Disease Study 2015". Lancet. 388 (10053): 1545–1602.

23. Heininger U (February 2010). "Update on pertussis in children". Expert Review of Anti-Infective Therapy. 8 (2): 163–73

24. Wang K, Bettiol S, Thompson MJ, Roberts NW, Perera R, Heneghan CJ, Harnden A (September 2014). "Symptomatic treatment of the cough in whooping cough". The Cochrane Database of Systematic Reviews. 9 (9): CD003257.

25. Wang, Haidong; Naghavi, Mohsen; Allen, Christine; Barber, Ryan M.; Bhutta, Zulfiqar A.; Carter, Austin; Casey, Daniel C.; Charlson, Fiona J.; Chen, Alan Zian; Coates, Matthew M.; Coggeshall, Megan; Dandona, Lalit; Dicker, Daniel J.; Erskine, Holly E.; Ferrari, Alize J.; Fitzmaurice, Christina; Foreman, Kyle; Forouzanfar, Mohammad H.; Fraser, Maya S.; Fullman, Nancy; Gething, Peter W.; Goldberg, Ellen M.; Graetz, Nicholas; Haagsma, Juanita A.; Hay, Simon I.; Huynh, Chantal; Johnson, Catherine O.; Kassebaum, Nicholas J.; Kinfu, Yohannes; et al. (October 2016). "Global, regional, and national life expectancy, all-cause mortality, and cause-specific mortality for 249 causes of death, 1980–2015: a systematic analysis for the Global Burden of Disease Study 2015". Lancet. 388 (10053): 1459–1544.

26. GBD 2013 Mortality Causes of Death Collaborators (January 2015). "Global, regional, and national age-sex specific all-cause and cause-specific mortality for 240 causes of death, 1990–2013: a systematic analysis for the Global Burden of Disease Study 2013". Lancet. 385 (9963): 117–71

27. Cherry JD. 1984. The epidemiology of pertussis and pertussis immunization in the United Kingdom and the United States: a

comparative study. Current Problems in Pediatrics 14:1-78.

28. Gordon JE, Hood RI. 1951. Whooping cough and its epidemiological anomalies. American Journal of Medical Science 222:333-361.

29. Cherry JD, Brunell PA, Golden GS, Karzon DT. 1988. Report of the task force on pertussis and pertussis immunization—1988. Pediatrics 81(6, part 2):939-984.

30. Clark, TA. Changing Pertussis Epidemiology: Everything Old is New Again. The Journal of Infectious Diseases, Volume 209, Issue 7, 1 April 2014, Pages 978–981, https://doi.org/10.1093/infdis/jiu001

31. Rohani P and Draked JM. The decline and resurgence of pertussis in the US. Epidemics 3: 183–188 (2011)

32. Cherry, J., 2003. The science and fiction of the "resurgence" of pertussis. Pediatrics 112, 405.

33. Cherry, J.D., 2005. The epidemiology of pertussis: a comparison of the epidemiology of the disease pertussis with the epidemiology of Bordetella pertussis infection. Pediatrics 115, 1422–1427.

34. https://web.archive.org/web/20150301120339/http://cid.oxfordjournals.org/content/early/2014/03/14/cid.ciu156.abstract

35. https://www.historyofvaccines.org/content/articles/pertussis-whooping-cough

36. Zepp F, Heininger U, Mertsola J, et al. Rationale for pertussis booster vaccination throughout life in Europe. Lancet Infect Dis 2011;11(7):557-70.

37. Jackson D, Rohani P. Perplexities of pertussis: recent global epidemiological trends and their potential causes. Epidemiol Infect 2014;142(4):672-84.

38. de Greeff SC, Dekkers AL, Teunis P, et al. Seasonal patterns in time series of pertussis. Epidemiol Infect 2009;137(10):1388-95.

39. Ghorbani GR, Zahraei SM, Moosazadeh M, et al. Comparing seasonal pattern of laboratory confirmed cases of pertussis with clinically suspected cases. Osong Public Health Res Perspect 2016;7(2):131-7.

40. Broutin H, Guégan J-F, Elguero E, et al. Large-scale comparative analysis of pertussis population dynamics: periodicity, synchrony, and impact of vaccination. Am J Epidemiol 2005;161(12):1159-67.

41. Guiso, N. How to fight pertussis? Ther Adv Vaccines. 1(2) 59–66 DOI: 10.1177/2051013613481348 (2013).

42. https://www.cdc.gov/vaccines/pubs/pinkbook/downloads/pert.pdf

43. Nielsen, K.E. (2012). A Disability History of the United States. Beacon Press. ISBN 9780807022047.

44. https://www.aacr.org/patients-caregivers/cancer/cervical-cancer/#:~:text=Cervical%20cancer%20usually%20develops%20slowly,appear%20in%20the%20cervical%20tissue.

45. https://www.cancer.gov/types/cervical/patient/cervical-treatment-pdq#section/all

46. Kumar V, Abbas AK, Fausto N, Mitchell RN (2007). *Robbins Basic Pathology* (8th ed.). Saunders Elsevier. pp. 718–721. ISBN 978-1-4160-2973-1.

47. Kufe, Donald (2009). *Holland-Frei cancer medicine* (8th ed.). New York: McGraw-Hill Medical. p. 1299. ISBN 9781607950141.

48. https://www.dw.com/en/tried-and-true-hpv-vaccination-shows-sharp-drop-in-cancer-causing-infections/a-49398419

49. Buttmann-Schweiger, N., Deleré, Y., Klug, S.J. et al. Cancer incidence in Germany attributable to human papillomavirus in 2013. BMC Cancer 17, 682 (2017). https://doi.org/10.1186/s12885-017-3678-6

50. de Martel C, Ferlay J, Franceschi S, Vignat J, Bray F, Forman D, Plummer M. Global burden of cancers attributable to infections in 2008: a review and synthetic analysis. Lancet Oncol. 2012;13(6):607–15.

51. Drolet M, Bénard É, Pérez N, Brisson M, HPV. Population-level impact and herd effects following the introduction of human papillomavirus vaccination programmes: updated systematic review and meta-analysis. Lancet. 394(10197):497. (2019).

52. https://www.dw.com/en/tried-and-true-hpv-vaccination-shows-sharp-drop-in-cancer-causing-infections/a-49398419

53. https://www.cdc.gov/coronavirus/2019-ncov/need-extra-precautions/older-adults.html#:~:text=The%20greatest%20risk%20for%20severe,intensive%20care%2C%20or%20a

54. https://www.ncbi.nlm.nih.gov/pmc/articles/PMC7309199/pdf/40001_2020_Article_423.pdf

55. https://www.pharmaceutical-technology.com/comment/israel-covid-19-cases/

56. Roush et al. Historical Comparisons of Morbidity and Mortality for Vaccine-Preventable Diseases in the United States. Vol 298, No. 18: 2155-2163 (2007)

https://jamanetwork.com/journals/jama/fullarticle/209448

Ich möchte Alex Rasch und Martin Grigat für die Korrektur der deutschen Version danken!

www.ingramcontent.com/pod-product-compliance
Ingram Content Group UK Ltd.
Pitfield, Milton Keynes, MK11 3LW, UK
UKHW022010190726
13853UKWH00004B/1855